BEI GRIN MACHT SICH IHR
WISSEN BEZAHLT

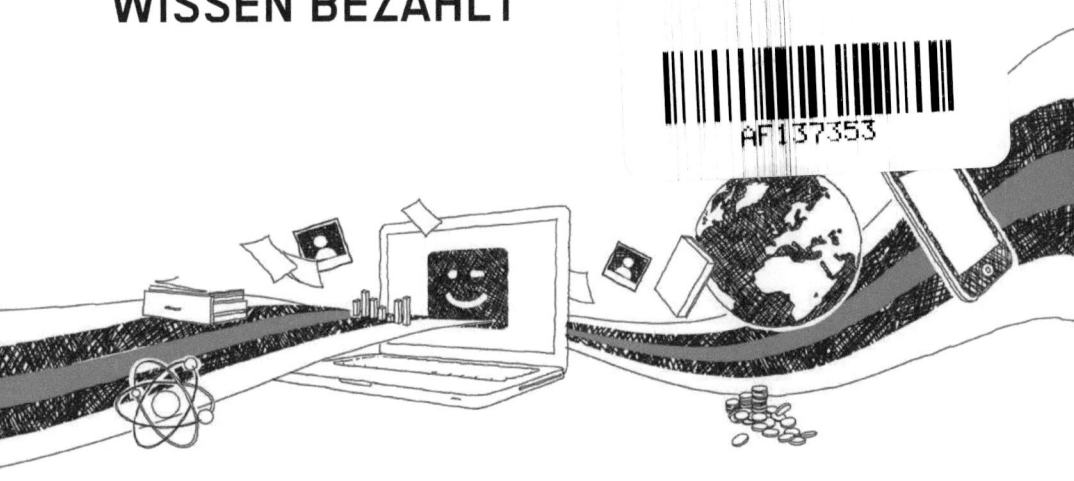

- Wir veröffentlichen Ihre Hausarbeit,
  Bachelor- und Masterarbeit

- Ihr eigenes eBook und Buch -
  weltweit in allen wichtigen Shops

- Verdienen Sie an jedem Verkauf

Jetzt bei www.GRIN.com hochladen
und kostenlos publizieren

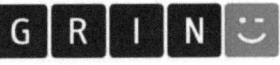

Gesunde Ernährung. Definition, Faktoren und Essstörungen

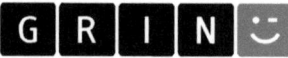

Bibliografische Information der Deutschen Nationalbibliothek:

Die Deutsche Nationalbibliothek verzeichnet diese Publikation in der Deutschen Nationalbibliografie; detaillierte bibliografische Daten sind im Internet über http://dnb.d-nb.de abrufbar.

ISBN: 9783346949059
Dieses Buch ist auch als E-Book erhältlich.

© GRIN Publishing GmbH
Trappentreustraße 1
80339 München

Alle Rechte vorbehalten

Druck und Bindung: Books on Demand GmbH, Norderstedt Germany
Gedruckt auf säurefreiem Papier aus verantwortungsvollen Quellen

Das vorliegende Werk wurde sorgfältig erarbeitet. Dennoch übernehmen Autoren und Verlag für die Richtigkeit von Angaben, Hinweisen, Links und Ratschlägen sowie eventuelle Druckfehler keine Haftung.

Das Buch bei GRIN: https://www.grin.com/document/1399767

Inhalt

Mit Rücksicht auf die Lesbarkeit wird überwiegend das generische Maskulinum verwendet. Gemeint sind damit stets alle Geschlechter.

1. Einleitung

Ernährung ist eines der zentralen Themengebiete der Gesundheitspsychologie und beschäftigt sich mit dem Zusammenhang zwischen Ernährung und Krankheit beziehungsweise zwischen Ernährung und Gesundheit.

Dabei ist die Frage, was genau unter ‚gesunder Ernährung' zu verstehen ist und inwiefern gesunde Ernährung eine Krankheit vorbeugen oder verhindern kann. Dass sich gesunde Ernährung im Allgemeinen positiv auf den Körper und die Seele auswirkt, ist bereits weltweit bekannt. Es stellt sich die Frage, was genau unter dieser ‚gesunden' Ernährung zu verstehen ist und inwiefern sie tatsächlich auf Krankheiten Einfluss nehmen kann. Gemeint ist, welche Krankheiten sich bei ‚schlechter' Ernährung tatsächlich bilden können und welche sich durch gesunde Ernährung eigentlich vorbeugen lassen. Zu der Frage der gesunden Ernährung kommt hinzu, welche Krankheiten sich durch gestörtes und besonders gezügeltes Ernährungsverhalten bei Jugendlichen zeichnen lassen.

Für ein klares Bild über gesunde Ernährung muss vorerst eine Definition für diese erarbeitet und folglich betrachtet werden, welche ernährungsbedingten Krankheiten überhaupt entstehen können. Mit Blick auf das allgemeine Ernährungsverhalten wird im weiteren Verlauf das Ernährungsverhalten von Jugendlichen genauer analysiert und mit Faktoren, welche Einfluss darauf nehmen, weitestgehend erklärt. Diese Aspekte sollen weiterhin mit den von Pietrowsky (2006) beschriebenen Theorien und Modellen gestützt werden. Im Anschluss daran werden durch falsche Ernährung entstehende Essstörungen bei Jugendlichen erläutert und dessen Verlauf näher betrachtet. Dabei beschränkt sich diese Veranschaulichung auf die häufigsten Essstörungen, die bei Jugendlichen und besonders jungen Frauen entstehen können. Diese Essstörungen belaufen sich auf die Anorexia nervosa, die Bulimia nervosa und letztlich die Binge Eating Disorder.

2. Definition gesunde Ernährung

Eine bestimmte ‚gesunde' Ernährung wird bereits in der Gesundheitspsychologie definiert, sodass sich die American Heart Association dazu entschieden hat, bestimmte Empfehlungen festzulegen, um eine gesunde Ernährung zu gewährleisten. Die Empfehlungen dienen in erster Linie der Nutzung in Krankenhäusern und für medizinische Fachkräfte (vgl. American Heart Association 2021).

„American Heart Association (AHA) mit Sitz in Dallas ist eine US-amerikanische Non-Profit-Organisation, die sich mit der Prävention und Therapie von kardiovaskulären Erkrankungen beschäftigt. Das Ziel der AHA ist es, gesundheitliche Einschränkungen und Todesfälle durch kardiovaskuläre Erkrankungen und Schlaganfall zu reduzieren." (Wikipedia 2021)

Dabei wird empfohlen, am Tag viel und abwechslungsreiches Obst und Gemüse zu essen, auf Vollkornprodukte zurückzugreifen und gesunde Proteinquellen zu sich zu nehmen. Damit sind vor allem Fisch und Meeresfrüchte gemeint. Bei dem Verzehr von Fleisch oder Geflügel sollte darauf Acht gegeben werden, dass es sich um Unverarbeitetes handelt. Ebenso sollte auf tropische Öle verzichtet werden, sodass der Verzehr von flüssigen Pflanzenölen empfohlen wird. (vgl. Lichtenstein et al. 2021, S. 472-473)

Weitere Empfehlungen bestehen darin, dass auf verarbeitete Lebensmittel verzichtet werden sollte und auch Lebensmittel und Getränke mit Zuckerzusatz reduziert werden sollten. Auch vor einem hohen Salzkonsum wird abgeraten und auch das Trinken von Alkohol sollte verringert oder gar vermieden werden. (vgl. Lichtenstein et al. 2021, S. 472-473)

Somit empfiehlt die American Heart Association den reduzierten Verzehr von „Fetten, Zucker und Alkohol" und ebenso den vermehrten Verzehr von „Gemüse und Obst" (Pietrowsky 2006, S. 173). Von dem Verzehr von Fetten, Zucker und Alkohol wird jedoch nicht komplett abgeraten, sondern ausschließlich empfohlen, diese in Maßen zu sich zu nehmen, wenn diese gegen keine bestimmte Ernährung bei einer bestimmten Erkrankung verstößt. (vgl. Pietrowsky 2006, S. 173)

Verallgemeinert fasst die Deutsche Apotheker Zeitung die Empfehlung der American Heart Association wie folgt zusammen: „Täglich fünf Portionen Obst und Gemüse, sechsmal täglich Vollkornprodukte, viel ungesättigte pflanzliche Fette und nicht mehr als sechs Gramm Salz pro Tag sind die ideale Ernährungsweise für ein gesundes Herz" (Deutsche Apotheker Zeitung 2001).

Die Deutsche Gesellschaft für Ernährung (DGE) beschäftigt sich ebenfalls mit einer gesunden und vollwertigen Ernährung. Diese hat zehn Regeln aufgestellt, die eine gesunde Ernährung zusammenstellen. Die erste und zweite Regel besteht darin, abwechslungsreich, überwiegend pflanzliche Lebensmittel und am Tag „mindestens 3 Portionen Gemüse und 2 Portionen Obst" (Deutsche Gesellschaft für Ernährung e. V. DGE 2023) zu verzehren. Dazu gehören vor allem auch Hülsenfrüchte. Ebenso wie die Empfehlung des American Heart Association besagt die Deutsche Gesellschaft für Ernährung, dass gerade Vollkornprodukte Teil der gesunden Ernährung sind. Die vierte Regel der DGE lautet: „Essen Sie Milch und Milchprodukte wie Joghurt und Käse täglich, Fisch ein- bis zweimal pro Woche. Wenn Sie Fleisch essen, dann nicht mehr als 300 bis 600 g pro Woche" (Deutsche Gesellschaft für Ernährung e. V. DGE 2023).

Weiterhin sollen hier ebenso pflanzliche Öle wie Rapsöl verzehrt und darauf geachtet werden, „versteckte Fette" (Deutsche Gesellschaft für Ernährung e. V. DGE 2023) zu vermeiden. Diese finden sich häufig in verarbeiteter Wurst, Fast-Food und weiteren Fertigprodukten wieder. Auch der Zucker und Salzkonsum wird hier explizit erwähnt und es wird darauf hingewiesen, diese nur in geringer Menge zu konsumieren und stattdessen mit Kräutern und Gewürzen zu würzen. Ein weiterer Hinweis für gesunde Ernährung ist das ausreichende Trinken. Das Richtmaß ist eine Menge von 1,5 Litern am Tag, wobei damit vor allem Wasser oder andere ungesüßte kalorienfreie Getränke gemeint sind. Auch das lange Garen von Lebensmitteln und das achtsame Essen und Genießen ist Teil der Empfehlung. Die letzte Regel bringt an, dass eine vollwertige Ernährung ebenso mit körperlicher Aktivität zusammenhängt, dass auch das Sportmachen in Kombination mit gesunder Ernährung krankheitsvorbeugend wirkt. (vgl. Deutsche Gesellschaft für Ernährung e. V. DGE 2023)

Weitere Empfehlungen zu gesunder Ernährung gibt die American Cancer Society (ACS). Diese ist ebenfalls wie die American Heart Association eine medizinische Organisation. Die ACS beschäftigt sich jedoch anders als die AHA mit Krebs und Krebsprävention. (vgl. American Cancer Society | Information and Resources about for Cancer: Breast, Colon, Lung, Prostate, Skin 2023)

Zudem werden ebenso mehrere Empfehlungen ausgesprochen, die eine gesunde Ernährung beschreiben. Diese bestehen darin, Lebensmittel zu konsumieren, die reich an Nährstoffen sind und die dafür sorgen, ein gesundes Körpergewicht zu erreichen und dieses auch zu halten. Auch eine Vielzahl an Gemüse und Früchten wird empfohlen. Vollkornprodukte werden auch bei dieser Organisation als gesund eingestuft. Darüber hinaus soll auch hier ein Verzicht auf verarbeitetes Fleisch, mit Zucker gesüßte Getränke, stark verarbeitete Lebensmittel und raffinierte Getreideprodukte erzielt werden. Des Weiteren wird darauf hingewiesen, am besten komplett auf Alkohol zu verzichten. (vgl. American Cancer Society | Information and Resources about for Cancer: Breast, Colon, Lung, Prostate, Skin 2023)

Eine allgemeine Erklärung für gesunde Ernährung besteht darin, dass die Nahrung bestimmte Kriterien erfüllt. Diese Kriterien besagen, dass die Ernährung: „keine bestimmten Krankheiten verursacht, bestehende Krankheiten lindern oder ganz zu heilen vermag und zu einem vermehrten körperlichen und geistigen Wohlbefinden (inklusive sportlicher Fitness) führt" (Pietrowsky 2006, S. 175).

Zusätzlich merkt Pietrowsky jedoch an, dass diese Kriterien auch zu differenzieren sind. So kann eine gesunde Ernährung, also der verminderte Verzehr von Fett, auch dafür sorgen, dass das Risiko für bestimmte Krankheiten, wie zum Beispiel einen Herzinfarkt, reduziert werden kann (vgl. Pietrowsky 2006, S. 175). Zudem können bestehende Krankheiten gelindert werden. Darunter fallen Krankheiten wie durch Übergewicht entstehende Schmerzen bei Bewegung. Letzteres sei die „Verbesserung des körperlichen und geistigen Wohlbefindens" (Pietrowsky 2006, S. 175).

Des Weiteren sei gerade bei Krankheiten wie „koronare[r] Herzkrankheit, Diabetes mellitus und artifizielle[r] Ernährungsstörung" (Pietrowsky 2006, S. 175) die Qualität der Ernährung relevant und bei Adipositas und Essstörungen die Quantität der Ernährung. Weitere Merkmale gesunder Ernährung seien zudem der Verzehr von vermindertem Fett und wenig gesättigten Fetten, geringe Mengen an Kochsalz, möglichst wenig reiner Zucker und außerdem möglichst viel Obst, Gemüse und Ballaststoffe. Die genauen Mengen dieser Nahrungsmittel werden wie folgt beschrieben:

> *„Die Empfehlungen des US Departments of Health and Human Services (1987) lauten, dass maximal 30% der täglichen Kalorien in Form von Fett, minimal 25g Ballaststoffe täglich und mindestens fünfmal am Tag Obst oder Gemüse verzehrt werden sollen. Die täglich aufgenommene Nahrungsmenge sollte insgesamt auf mehrere kleine(n) Mahlzeiten verteilt sein. Alle Empfehlungen konvergieren darin, dass es keine nur gesunden und keine nur schädlichen Nahrungsmittel gibt"* (Pietrowsky 2006, S. 175).

Das US Department of Health and Human Services ist eine Organisation, welche sich ebenso mit Gesundheit und Ernährung beschäftigt und versucht, eine Richtlinie für die Gesundheit der amerikanischen Bürger zu verbessern. Diese Organisation stützt sich dabei auf die Medizin und den aktuellen wissenschaftlichen Stand. (vgl. Healthy Lifestyle 2015)

Dewitt spricht ebenfalls von Ernährung und gutem Gesundheitszustand, welcher durch den Verzehr von Obst und Gemüse und durch den Verzicht auf Tabak- und Alkoholkonsum gewährleistet sei (vgl. 2021, S. 11, 30).

Weiterführend merkt Rabast an, dass auch Lebensmittel wie: „Nüsse, Schokolade, grüner und schwarzer Tee, Ingwer, Kaffee und Joghurt" (2022, S. 203) einen positiven Einfluss auf die Gesundheit haben. Ebenso wie Olivenöl und Rapsöl. (vgl. 2022, S. 203)

Letztlich ist mit gesunder Ernährung gemeint, sich mit ausreichend viel Gemüse und Obst, mit wenig bis keinem tierischen Fett und ausschließlich mit pflanzlichem Öl zu ernähren. Weiterhin ist die Empfehlung, viele Proteine zu sich zu nehmen und auf Fertigessen, viel Zucker, Salz und Alkohol zu verzichten. Zudem sei auch der Verzehr von Milchprodukten und Hülsenfrüchten Teil einer gesunden und ausgewogenen Ernährung.

3. Ernährungsbedingte Krankheiten

Gerade eine ungesunde Ernährung kann Krankheiten entstehen lassen oder diese begünstigen. Dabei basiert die gesunde Ernährung darauf, dies so gut wie möglich zu verhindern und vorzubeugen.

Renneberg (2006) erklärt, dass gerade ein vermehrtes Verzehren von tierischem Fett dazu führe, dass das Cholesterin im Blut ansteigt und dies zu einer Arteriosklerose führen kann. Eine Arteriosklerose kann schließlich zu Bluthochdruck, einem Schlaganfall und zu koronaren Herzkrankheiten führen. Weiterhin sei reichliches Obst und Gemüse auch ein Schutz vor Krebserkrankungen, da durch die vielen Ballaststoffe und Vitamine der Körper geschützt wird und zusätzlich dafür gesorgt wird, dass kein Übergewicht entsteht. (vgl. Pietrowsky 2006, S. 174)

Allgemein seien Krankheiten wie „Bluthochdruck, Herzinfarkte, Diabetes mellitus Typ II oder verschiedene Krebserkrankungen" (Pietrowsky 2006, S. 174) eine Konsequenz falscher Ernährung. Dabei wären aber bei den Nahrungsmitteln die

Bestandteile zu unterscheiden, da es vorkommen kann, dass das Risiko für die eine Krankheit steigt, aber dafür das Risiko für eine andere Erkrankung sinkt. Dabei wird Nahrung in drei große Gruppen aufgeteilt: „Fette, Eiweiß (Protein) und Kohlenhydrate" (Pietrowsky 2006, S. 174). Diese drei Gruppen werden als Makrobestandteile bezeichnet. Neben diesen Makrobestandteilen unterscheidet man außerdem zusätzlich in Mikrobestandteile. Diese bestehen aus Vitaminen, Elektrolyten und Spurenelementen. Weitere Nährwerte, die nicht spezifisch zuzuordnen sind, sind Wasser und Ballaststoffe. (vgl. Pietrowsky 2006, S. 174 - 175)

Pietrowsky erklärt außerdem, dass eine ungesunde und fehlerhafte Ernährung zwar ebenso ein Risiko für bestimmte Krankheiten darstellen kann, diese jedoch nicht die einzige Ursache für diese Krankheiten ist. Unter diese Krankheiten fallen das extreme Übergewicht (Adipositas), Essstörungen wie die Anorexia nervosa (auch Magersucht genannt) und die Binge Eating Disorder. Dabei stellt die Menge an Nahrung eine Gefährdung für die Gesundheit dar. Hinsichtlich der Qualität der Nahrung, nennt Pietrowsky Risikokrankheiten wie zum Beispiel: „Bluthochdruck, koronare Herzkrankheit, Diabetes mellitus Typ II und möglicherweise Krebserkrankungen" (2006, S. 176). Weiterhin merkt er jedoch an, dass die Menge (Quantität) und die Qualität nicht grundsätzlich zu differenzieren sind. (vgl. Pietrowsky 2006, S. 176)

Es wird davon ausgegangen, dass eine ungesunde und falsche Ernährung Grund für ein Übergewicht sind. Von einem Übergewicht ist bei einem Body-Mass-Index (BMI) von über 25kg/m² auszugehen. Von einem Untergewicht hingegen wird bei einem BMI unter 18,5 kg/m² gesprochen. Der stärkste Ausfall von Untergewicht ist ein BMI von unter 15kg/m². (vgl. Rabast 2022, S. 134)

Anhand des BMIs kann das Verhältnis von Körpergewicht und Körpergröße bestimmt werden. Dabei wird je nach Fettleibigkeit eine bestimmte Stufe von Adipositas diagnostiziert. Pietrowsky erklärt, dass Adipositas in sich zwar kein Problem darstelle, jedoch ein weitaus höheres Risiko für weitere, schwerwiegendere Krankheiten bedeute. Ein Beispiel für solch eine mögliche Krankheit ist eine Störung des „Herz-Kreislauf-Systems" und des „Bewegungsapparates" (Pietrowsky 2006, S. 176). Bei einem Menschen mit einem BMI über 25kg/m² ist außerdem zu sagen, dass die Ursache eine zu hohe Nahrungszufuhr und damit ein hoher Verzehr von Fetten und Zucker ist. Darüber hinaus kommt es zu Folgeerkrankungen wie Diabetes mellitus Typ II. Bluthochdruck ist gleichermaßen eine Folgeerkrankung von Übergewicht und wird durch einen erhöhten Konsum von Kochsalz und Alkohol begründet. (vgl. Pietrowsky 2006, S. 176 - 177)

Vermehrtes Rauchen kann außerdem zu Lungenkrebs führen und Alkohol greift die Leber und die Bauchspeicheldrüse an. Zudem besteht ein Zusammenhang zwischen der Ernährung und einer Krebserkrankung. (vgl. Diedrichsen 1995, S. 144) Weitere ungünstige Nahrungsmittel für Adipositas sind Energydrinks, Softdrinks und Fast Food (vgl. Rabast 2022, S. 143 - 144).

Diedrichsen erklärt ergänzend dazu, dass Adipositas zu Gallenblasenerkrankungen führen kann. Auch bestimmte Arten von Krebs, Gicht und eine Störung der Funktion der Lunge und Leber können hervorgerufen werden. Weitere Folgeerkrankungen sind Gelenkentzündungen und erhöhte Werte der Fett- und Harnsäure. (vgl. Diedrichsen 1990, S. 114)

Die koronare Herzkrankheit, eine Störung der Durchblutung der Gefäße vom Herzen, ist eine allgemeine ernährungsbedingte Krankheit. Sie entsteht vor allem durch den erhöhten Verzehr von Tierfett (vgl. Pietrowsky 2006, S. 177)

Diabetes mellitus Typ II hingegen zeichnet sich durch einen erhöhten Blutzuckerspiegel aus, bei dem die Ursache bei einem übermäßigen Konsum von verdaulichen Kohlenhydraten, etwa Zucker, liegt. Darunter fallen Lebensmittel wie Süßigkeiten und Getränke mit zusätzlichem Zucker. (vgl. Pietrowsky 2006, S. 178)

Trotz der Empfehlung, sich gesund zu ernähren und bestimmte Nahrungsmittel nur in geringen Mengen zu sich zu nehmen, ist wie bereits erwähnt, kein Nahrungsmittel komplett zu vermeiden. Hier besteht ein Risiko, dass sich Essstörungen wie zum Beispiel Anorexia nervosa und Bulimia nervosa entwickeln. (vgl. Pietrowsky 2006, S. 174)

Allgemein ist zu sagen, dass bei dem Verzicht von den genannten Lebensmitteln eine gesunde Ernährung gewährleistet wird und somit ernährungsbedingte Krankheiten vorgebeugt, gelindert oder geradezu verhindert werden können.

4. Ernährungsverhalten bei Jugendlichen

Im Gegensatz zu dem Ernährungsverhalten bei Erwachsenen ist das Ernährungsverhalten von Jugendlichen weniger erforscht. Allgemein sei anzumerken, dass besonders Mädchen ab einem Alter von zwölf Jahren ein gezügeltes Essverhalten zeigen, weshalb sich Essstörungen entwickeln. Bei Jungen in dem Alter ist ein gestörtes Ernährungsverhalten mit Folge von Übergewicht und mögliche Adipositas zu beobachten. (vgl. Gerhards und Rössel 2007, S. 20)

Laut des Robert Koch Instituts ist das Ernährungsverhalten mindestens genauso so ungesund und falsch wie das eines Erwachsenen. Dabei sei der Verzehr von Fetten und Zucker besonders hoch und die Nahrungszufuhr von Obst und Gemüse umso geringer. (vgl. Robert Koch-Institut 2004, S. 71)

Gerhard und Rössel fassen zusammen, dass das Ernährungsverhalten von Kindern und Jugendlichen im Allgemeinen durchschnittlich ungesünder ausfällt als das von Erwachsenen. Zudem seien sie häufiger von Essstörungen und Übergewicht betroffen. (vgl. Gerhards und Rössel 2007, S. 20)

Richter stellt fest, dass Jugendliche besonders durch ihr soziales Umfeld in ihrem Ernährungsverhalten beeinflusst werden und dieses im Wesentlichen von ihren Eltern abhängt. Dabei sei zum Beispiel zu beobachten, dass vor allem junge Frauen aus einer Familie mit höherem Bildungsstand weniger von ungesunder Ernährung betroffen sind. (vgl. Richter 2005, S. 99)

Im nächsten Kapitel sollen Faktoren genannt werden, die das allgemeine menschliche Ernährungsverhalten formen und beeinflussen.

4.1 Faktoren, die das menschliche Ernährungsverhalten beeinflussen

Ernährung und Essen ist grundsätzlich nicht nur ein Prozess der durch Hunger beeinflusst wird. Vielmehr wird das Ernährungsverhalten ebenso durch andere Einflüsse verändert und gesteuert. Diese Einflüsse können sich sowohl durch die Psyche als auch durch das soziale Umfeld und die Gesellschaft des Menschen äußern. (vgl. Pietrowsky 2006, S. 179)

Zusätzlich zu den bereits genannten Einflüssen, nennt Pietrowsky ebenso biologische Faktoren, die auf die Ernährung einwirken.

„Zu den wichtigsten biologischen Einflussfaktoren auf das Ernährungsverhalten zählen der Füllungszustand des Magens, die Verfügbarkeit der Nahrungsmakrobestandteile im Körper, die hormonelle Regulation des Körpergewichts und der Nahrungsmengen und die zentralnervöse Hunger- und Sättigungsregulation". (2006, S. 180)

Insgesamt beschreibt sich somit die Tatsache, dass das Ernährungsverhalten vor allem damit zusammenhängt, wie sehr der Magen gefüllt ist. Neben dieser Erkenntnis, geht Pietrowsky davon aus, dass auch bestimmte Werte im Blut eine festgelegte Niedrigkeitsgrenze erreichen. Diese belaufen sich auf „Glukose, Fett, Proteine" (2006, S. 180). Somit können auch diese Bestandteile des Blutes dafür sorgen, dass Hunger empfunden wird und beeinflussen somit das Ernährungsverhalten. Zudem seien auch Hormone ein Einflussfaktor für das Ernährungsverhalten. Dazu zählen Hormone wie „Insulin, Leptin und Ghrelin" (Pietrowsky 2006, S. 180).

Die psychologischen Einflussfaktoren basieren auf einer tieferen Ebene. Damit wird das Essen mit Entspannung und das Herbeiführen eines niedrigeren Stresslevels assoziiert. Hierbei bezieht sich dieses Ernährungsverhalten auf ein Essen in Gesellschaft, mit der Annahme der Mensch esse besonders gerne in Gesellschaft. Zusammengefasst seien die psychologischen Einflussfaktoren, dass der Mensch in Anwesenheit von Anderen eine gewisse Ruhe empfindet und sich demnach das Ernährungsverhalten beeinflussen lässt. Bei diesen Einflüssen seien jedoch Betroffene einer Essstörung wie Bulimia nervosa oder der Binge Eating Disorder nicht miteingeschlossen, da diese in Anwesenheit von Anderen ihr gestörtes Essverhalten zügeln. (vgl. Pietrowsky 2006, S. 181)

Neben der Wirksamkeit von Entspannung in Gesellschaft mit Anderen kann ein weiterer psychologischer Faktor auf das Ernährungsverhalten sein, dass bei Gefühlen von Betrübtheit, Ängstlichkeit und Kummer besonders Lebensmittel verzehrt werden, die entspannend und aufheiternd wirken können. Solche Lebensmittel sind Nahrungsmittel mit Zucker, zum Beispiel Schokolade und Ähnliches. Diese Wirkung kann jedoch auch zur Folge haben, dass ein ungezügeltes Essverhalten auf süßes Essen entsteht. (vgl. Pietrowsky 2006, S. 181)

Zu den psychologischen Einflussfaktoren kommen noch die, die den Verstand betreffen, hinzu. Diese teilen sich auf in die „Risikoeinschätzung, Wirksamkeitserwartungen und Attributionsprozesse" (Pietrowsky 2006, S. 181). Der erste Faktor sei damit erklärt, dass das Ernährungsverhalten davon beeinflusst ist, inwieweit der eigene Körper durch falsche Ernährung Schaden nehmen kann. Der darauffolgende Faktor meint, dass der Mensch genau dann sein Ernährungsverhalten verändert, wenn er die Aussicht darauf hat, dass es ein positives Ergebnis hat. Der letzte Faktor beschäftigt sich mit dem Ursprung des Ernährungsverhaltens. Dabei wird zwischen dem Verhalten, welches selbst herbeigeführt wurde, und in das, welches unveränderlich entstanden ist, unterschieden. Das Verhalten wird also in drei verschiedene Formen aufgeteilt: „intern vs. extern, stabil vs. variabel und kontrollierbar vs. unkontrollierbar" (Pietrowsky 2006, S. 182). Insgesamt lässt sich demzufolge sagen, dass der Mensch durch seine eigenen Ressourcen sein Ernährungsverhalten ändern kann und beeinflusst. (vgl. Pietrowsky 2006, S. 181 - 182)

Pietrowsky beschreibt zusätzlich die „sozialen Einflussfaktoren" (2006, S. 182), die sich aus den Werten der Gesellschaft, dem Lernen durch Vorgelebtes, Hilfe durch das Umfeld und den allgemeinen Merkmalen des Menschen zusammensetzen. Mit dem ersten Faktor ist gemeint, dass das Ernährungsverhalten durch bestimmte vorherrschende Sitten und Normen innerhalb einer Gesellschaft nachgeahmt wird. Somit sei in einem höheren Milieu die Priorität einer gesunden Ernährung höher als in einem vergleichbar niedrigeren Milieu. Des Weiteren sei der zweite Faktor, dass in Kombination mit den Werten einer Gesellschaft der Mensch auch sein Ernährungsverhalten dem anpasst, der es ihm vormacht und ihm ähnelt. In der Umsetzung, das Ernährungsverhalten zu verändern, ist ebenso die Hilfe des Umfelds notwendig. Letzteres sind die allgemeinen Merkmale und Charakteristika des Menschen, denn diese sagen ebenso viel darüber aus in welchem Umfeld und in welchem Milieu der Mensch sich befindet. Die Art und Weise wie sich das Ernährungsverhalten äußerst, hängt ebenso von der Herkunft, dem Lebensabschnitt und dem Geschlecht des Menschen ab. Ein weiteres Merkmal, welches das Ernährungsverhalten steuert, ist die nötige Kenntnis über falsche Ernährung und die damit verbundenen Risiken. (vgl. Pietrowsky 2006, S. 182 - 183) Grundsätzlich sei das Ernährungsverhalten jedoch vom Menschen selbst beeinflussbar und lässt sich somit ebenso gut verändern (vgl. Diedrichsen 1995, S. 55).

4.2 Theorien und Modelle des Ernährungsverhaltens

Pietrowsky beschreibt drei Theorien, die das Ernährungsverhalten darlegen. Diese Theorien listet er auf als „das Modell gesundheitlicher Überzeugungen, die sozialkognitive Theorie und das sozialkognitive Prozessmodell gesundheitlichen Handelns" (2006, S. 184)

Das erste Modell lässt sich damit zusammenfassen, dass der Mensch eine „rationale Analyse des Aufwandes und der Effektivität" (2006, S. 184) berechnet und daraus ermitteln kann, ob es sich lohnt, den Aufwand auf sich zu nehmen, wenn die Gefahr an einer schweren Krankheit zu erleiden, ausreichend hoch ist. Ist das Risiko für eine Krankheit hoch und es gab zusätzlich noch einen sogenannten ‚Handlungsauslöser‘, so wird der Mensch dazu verleitet sein, gewisse Schritte zu befolgen, um ein besseres Ernährungsverhalten zu erzielen. (vgl. Pietrowsky 2006, S. 185)

Die sozialkognitive Theorie beruht auf der bereits oben beschriebenen Wirksamkeitserwartung. Somit geht die Theorie davon aus, dass sich das Ernährungsverhalten genau dann ändert, wenn die Veränderung tatsächlich einen Nutzen beziehungsweise ein positives Resultat zeigt. (vgl. Pietrowsky 2006, S. 186)

Die letzte Theorie ist sozusagen eine Kombination aus den oben aufgeführten Theorien. Diese vereint, dass ein Zusammenhang zwischen der Analyse von Aufwand und Nutzen und der Wirksamkeitserwartung erzielt werden sollte. Dabei ist jedoch entscheidend, dass das damit einhergehende Vorhaben, das Ernährungsverhalten zu verändern, nicht bedeutet, dass es wahrhaft zu einer veränderten Ernährung kommt. Somit schließt das Vorhaben nicht direkt das Handeln mit ein. Daraus ergibt sich letztlich die Erkenntnis, dass das Ernährungsverhalten nicht allein durch den Gedanken daran verbessert wird, sondern erst, wenn tatsächlich eine Untersuchung des oben genannten Zusammenhangs durchgeführt wird. Diese Untersuchung wird als „Voliton" (Pietrowsky 2006, S. 188) bezeichnet.

Allgemein fokussiert sich das sozialkognitive Prozessmodell gesundheitlichen Handelns auf das tatsächliche Ausführen der Ernährungsänderung und beschreibt zusätzliche Aspekte, die diese Änderung sowohl begünstigen als auch erschweren. Eines dieser Faktoren ist die gesellschaftliche Stellung des Menschen. Hier wird vermutet, dass ein Mensch mit einem vergleichbar höheren „sozioökonomischen Status" (Pietrowsky 2006, S. 188) als ein Anderer, mehr Zugangsmöglichkeiten hat, um die Veränderung der Ernährung zu verwirklichen. Neben diesen Zugangsmöglichkeiten, sei auch eine vermeintlich höhere Kompetenz zu erwarten. (vgl. Pietrowsky 2006, S. 187 - 189)

5. Essstörungen

Im Gegensatz zu den oben genannten Krankheiten entstehen Essstörungen nicht durch eine ungesunde Ernährung. Die Entstehung von Essstörungen liegt nach Pietrowsky in „psychische(n) oder soziale(n) Konflikte(n) in Interaktion mit bestimmten ungünstigen Ernährungsgewohnheiten" (2006, S. 179). Die Risikofaktoren für Essstörungen liegen darin, dass Betroffene mit einem „gezügelten Essverhalten" (2006, S. 179) ihren Lebensmittelkonsum beeinflussen, vermeintlich dickmachende Nahrungsmittel vollständig vermeiden und Heißhungerattacken begünstigen. Zusätzlich dazu wächst dementsprechend auch die Wahrscheinlichkeit für den sogenannten „Jojo-Effekt" (2006, S. 179), der durch das Zusammenspiel von starken Diäten und Heißhungerattacken entstehen kann. (vgl. Pietrowsky 2006, S. 179)

Die Unterernährung ist mit einem Mangel an „Mineralstoffen, Spurenelementen und Vitaminen" (Diedrichsen 1990, S. 38) verknüpft. Dieses Defizit kann wiederum zu weiteren Krankheiten führen. Diese Krankheiten sind laut Diedrichsen „Depression, Erschöpfung, Schlaflosigkeit, Reizbarkeit, Gedächtnisschwäche und sexuelle Funktionsstörungen" (1990, S. 39). Auch Folgeerkrankungen wie Tics und Tremores können durch eine Unterernährung auftreten. (vgl. Diedrichsen 1990, S. 38 - 39)

Den Ursprung von Essstörungen erklärt sich Diedrichsen mit den „frühkindlichen Entwicklungsphasen" (1995, S. 162), in denen der Mensch bereits in seiner Kindheit bestimmte Nahrungsmittel abweist. Wird dieser in der Kindheit jedoch dazu gezwungen, diese Nahrungsmittel dennoch zu verspeisen, so besteht ein höheres Risiko für Essstörungen. (vgl. Diedrichsen 1995, S. 162)

Jugendliche entwickeln ihr Ernährungsverhalten bereits in ihrer Kindheit, da dieses innerhalb der Familie geformt und beeinflusst wird. Später übernehmen die Jugendlichen jedoch das Ernährungsverhalten ihres Umfeldes. Dieses Umfeld besteht gerade in diesem Alter insbesondere aus gleichaltrigen Freunden und weniger aus der Familie als hauptsächliche Einflussnahme. (vgl. Diedrichsen 1995, S. 163)

Zudem haben vor allem Jugendliche mit Übergewicht das Problem, sich durch gezügeltes Ernährungsverhalten nicht zugehörig zu fühlen. Zudem werden somit strenge Maßnahmen befolgt, um dem Ideal in Peergroups zu entsprechen. Weiterhin werden verschiedene Vorbilder als Schönheitsideal angesehen und nachgeahmt. Durch dieses Beeinflussen neigen Jugendliche dazu, sich äußerst einseitig zu ernähren und sich besonders von ungesundem Fertigessen zu ernähren. (vgl. Diedrichsen 1995, S. 163)

Die bekanntesten Essstörungen sind die Anorexia nervosa, Bulimia nervosa und letztere die Binge Eating Disorder. Von den ersten zwei Essstörungen sind insbesondere Mädchen im Jugendalter betroffen (vgl. Faltermaier 2017, S. 285).

Allgemein erkranken in Deutschland die 12- bis 18- Jährigen mit einer Häufigkeit von 0,8 – 1 % an Anorexia nervosa und an Bulimia nervosa ca. 2 bis 4% aller Frauen im Alter von 18 – 35 Jahren (vgl. Diedrichsen 1995, S. 68).

5.1 Anorexia nervosa

Anorexia nervosa ist eine Art der Essstörung, welche ebenfalls durch ein bestimmtes Ernährungsverhalten verursacht werden kann (vgl. Pietrowsky 2006, S. 179).

Patienten mit Anorexia nervosa weisen eine übertriebene Furcht vor Gewichtszunahme auf und weigern sich genügend Nahrung aufzunehmen. Um dies zu gewährleisten, sparen sich Betroffene mehrere Mahlzeiten und vermeiden Lebensmittel, die vermeintlich viele Kalorien beinhalten und ‚dick' machen. Darüber hinaus beeinflussen die Patienten ihr Körpergewicht, indem sie Erbrechen hervorrufen oder Medikamente einnehmen, die zu übermäßigem Stuhlgang führen. Darüber hinaus versuchen die Betroffenen ihre Figur durch spezifisch gewählte Kleidung zu verstecken. Zudem haben Patienten eine veränderte Wahrnehmung, da sie sich selbst als zu dick empfinden. Dieses Symptom wird als Körperschemastörung bezeichnet. Ungeachtet ihrer Figur, ist den Betroffenen nicht bewusst, dass sie ein krankhaftes Essverhalten haben und weisen die entsprechenden Behandlungen ab. Eine weitere Maßnahme zur Gewichtsreduktion ist das maßlose Sportmachen. (vgl. Diedrichsen 1990, S. 83, 164-165)

Betroffene differenzieren selbst zwischen positiven und negativen Nahrungsmitteln. Die negativen Nahrungsmittel sind dabei Lebensmittel, die viele Kalorien haben und vermeintlich dick machen. Im Übrigen wird die „Einnahme von Appetitzüglern, Abführmitteln oder Entwässerungstabletten" (Pudel und Westenhöfer 2003, S. 164) missbraucht, um stetig das niedrig gewünschte Gewicht beizubehalten.

Diese Essstörung ist im Besonderen bei Mädchen und jungen Frauen vorzufinden. Allgemein seien Männer in äußerst geringer Wahrscheinlichkeit von Anorexia nervosa betroffen (vgl. Hoek und van Hoeken 2003, S. 388). Mädchen und Frauen sind die wahrscheinlichste Risikogruppe von solch einer Essstörung, da sie sich gerade in der westlichen Welt durch Vorbildfunktionen beeinflussen lassen, weil hier ein Schlankheitsideal besteht. Bei einem extremen Versuch diesem Ideal zu entsprechen ist das Risiko, an Anorexia nervosa zu erkranken, äußerst hoch. Bei einer stark ausgeprägten Anorexia nervosa kann die Folge im schlimmsten Fall der Tod bedeuten. (vgl. Rabast 2022, S. 135)

Grundsätzlich sei eine Reduktion des Gewichts zuerst nicht beunruhigend, jedoch wirke sich diese bei extremer Gewichtsabnahme zu einem Abbau der Skelettmuskulatur aus. Zusätzlich verliert der Körper im Herzen und an weiteren Organen bestimmte Strukturproteine. Somit können sich tödliche Herzrhythmusstörungen entwickeln. Des Weiteren erklärt Rabast, dass Patienten, bei denen Anorexia nervosa diagnostiziert wurde, eine geringere graue Hirnsubstanz aufweisen. (vgl. Rabast 2022, S. 135-136)

Wie bereits die genannten falschen Ernährungsverhalten sind die Folgeerkrankungen der Anorexia nervosa das „Absinken von Körpertemperatur (Hyperthermie), von Blutdruck (Hypotonie), der Verlangsamung des Pulses (Bradykardie) und der Bildung von Flaumbehaarung (Lanugo)" (Diedrichsen 1990, S. 165).

Das grundsätzliche Symptom der Anorexia nervosa ist die Körperschemastörung. Betroffene hungern sich ohne eine Grenze ab und nehmen ihre Figur verändert wahr. Dadurch denken die Patienten, sie seien dick und bemerken ihr falsches Essverhalten nicht. Des Weiteren denken sie, sie seien vollkommen gesund, weshalb es umso schwieriger ist, die Betroffenen zu behandeln. (vgl. Klotter 2015, S. 91 - 92)

Die durch die Anorexia nervosa entstehenden Erkrankungen äußern sich in „Unfruchtbarkeit, Unterzuckerung, Störungen des Herz-Kreislauf-Systems wie zu niedrigem Blutdruck, geringe[r] Pulsrate, Herzrhythmusstörungen, Osteoporose" (Klotter 2015, S. 92). Gerade bei weiblichen Jugendlichen kann gezügeltes Essverhalten außerdem zum Ausfall der Menstruation führen (vgl. Pudel und Westenhöfer 2003, S. 165).

Klotter spricht davon, dass die Anorexia nervosa womöglich nicht existieren würde, wenn es dieses „Schlankheitsideal" (2015, S. 90) nicht gäbe, somit bezeichnet er diese Störung als „kulturtypische Störung" (2015, S. 90). Anorexia nervosa sei außerdem allgemein eine im Westen verbreitete Erkrankung. (vgl. 2015, S. 90-91)

5.2 Bulimia nervosa

Bulimia nervosa ist der Anorexia nervosa äußerst ähnlich. Beide entstehen noch im jungen Alter und werden durch die Umwelt und die Gesellschaft geprägt. Beide Arten der Essstörungen führen zu Folgeerkrankungen wie Stoffwechselstörungen. (vgl. Diedrichsen 1990, S. 81)

Bulimia nervosa kennzeichnet sich durch Essattacken, bei denen eine große Menge an Nahrung in kürzester Zeit verzehrt wird. Diese Essattacken treten dabei „einmal pro Woche bis zu mehrmals täglich" (Diedrichsen 1990, S. 166) auf. Die Dauer dieser Essattacken kann zwischen 15 Minuten und vier Stunden liegen, wobei die Patienten eine Kalorienmenge von bis zu 15000 Kalorien zu sich nehmen können. Die durchschnittliche Kalorienmenge beträgt jedoch 3000 bis 4000 Kalorien. (vgl. Diedrichsen 1990, S. 166)

Wie bereits erwähnt, kennzeichnet sich Bulimia nervosa durch den erhöhten Verzehr von Nahrungsmitteln und der Kompensation dieses Verzehres durch erzwungenes Erbrechen. Ebenso wie bei der Anorexia nervosa ist der Grund für diese Erkrankung in erster Linie das in der Gesellschaft vorherrschende Ideal der Schlankheit. Der Unterschied zur Anorexia nervosa besteht jedoch darin, dass die Betroffenen der Bulimia nervosa niemals untergewichtig sind. Ganz im Gegenteil, Betroffene haben entweder ein Normalgewicht oder ein leichtes Übergewicht. Des Weiteren ist es charakteristisch für Betroffene, dass ihr Umfeld von den Heißhungerattacken und zusätzlichem Erbrechen unwissend sind. So sei es eines der Symptome, dass diese Attacken und das Erbrechen nur im Geheimen und alleine geschehen. Dennoch erklärt Klotter, dass Patienten der Bulimia nervosa diese Essattacken ihren Mitmenschen mitteilen möchten oder sich gar darin gezwungen fühlen. Schließlich sei die Bulimia nervosa damit zu beschreiben, dass die Essattacken zwar im Versteckten erfolgen, diese jedoch nach einer bestimmten Zeit Mitmenschen gebeichtet werden. (vgl. Klotter 2015, S. 99 - 101)

Besonders Jugendliche und junge Frauen verspüren bei der Bulimia nervosa Furcht vor der Gewichtszunahme und sind nur durch das ständige Erbrechen mit sich selbst zufrieden (vgl. Pudel und Westenhöfer 2003, S. 166). Im Vergleich zur Anorexia nervosa sind bei der Bulimia nervosa besonders Frauen Anfang bis Ende 20 betroffen (vgl. Hoek und van Hoeken 2003, S. 391).

5.3 Binge Eating Disorder

Die Binge Eating Disorder ist die dritte der Essstörungen. Diese ähnelt der Bulimia nervosa in Hinblick auf die Fressattacken. Sie weist jedoch den Unterschied auf, dass die Patienten der Binge Eating Disorder keine Kompensation vornehmen. Sie erbrechen nicht und weisen durch die übermäßige Zufuhr von Kalorien ein Übergewicht auf. (vgl. Klotter 2015, S. 100)

Bereits der Name dieser Essstörung beschreibt die nicht kontrollierten Essattacken, welche die Binge Eating Disorder ausmachen. Allgemein lässt sich zusammenfassen, dass Patienten hier im Gegensatz zur Anorexia nervosa kein Durchhaltevermögen besitzen, um den Heißhunger zu unterdrücken. Ganz im Gegenteil sind sie zu schwach und geben sich diesem Drang hin. Außerdem versuchen sie nicht diese Heißhungerattacken zu verbergen. Während der Essattacken leiden die Betroffenen an Schuldgefühlen und Unwohlsein. Die Essanfälle erfolgen dabei ohne Hungergefühl im Magen und werden auch durch kein zügelndes Verhalten gestoppt.

Insgesamt schämen sich die Patienten äußerst für ihr Essverhalten und leiden an einer schweren Krankheit. Eine schwere Folgekrankheit der Binge Eating Disorder ist die Depression. Aufgrund der starken Essattacken ergibt sich durch die Schuldgefühle ein allgemein schlechtes Wohlbefinden und somit eine angeschlagene Psyche. (vgl. Klotter 2015, S. 103 - 106)

Die Binge Eating Disorder hat eine Prävalenz von mehr als 1% (vgl. Hoek und van Hoeken 2003, S. 1). Bei dieser Essstörung lassen sich jedoch keine genauen Unterschiede in den Geschlechtern erkennen. Daraus ergibt sich wohlmöglich, dass es keine genauen Studien dazu gibt oder keine Unterschiede zu beobachten sind.

Insgesamt lässt sich durch die drei Essstörungen zusammenfassen, dass gerade bei jungen Frauen und Mädchen davon auszugehen ist, dass sich ihr Ernährungsverhalten durch verschiedene Einflussfaktoren formen und beeinflussen lässt. In Hinblick auf den psychologischen Faktor bedeutet dies folglich, dass sie bei Kummer auf ungesunde Nahrungsmittel zurückgreifen, sich von ihren Peergroups beeinflussen lassen und im Falle einer Diät oder Sonstigem die Unterstützung ihrer Familie und Freunde brauchen.

6. Schluss

In Anbetracht der aufgeführten Erkenntnisse, lässt sich zusammenfassen, dass eine gesunde Ernährung durchaus Krankheiten vorbeugen kann. Außerdem ist bei fehlerhaftem und gezügeltem Ernährungsverhalten bewiesen, dass Essstörungen wie die Anorexia nervosa und Bulimia nervosa entstehen können. Von diesen Essstörungen sind vor allem junge Frauen betroffen. Krankheiten, die tatsächlich durch gesunde Ernährung vermieden werden können, sind unter anderem Diabetes mellitus II, Adipositas oder Arteriosklerose.

Zusammenfassend lässt sich sagen, dass durchaus ein Zusammenhang zwischen gesunder Ernährung und bestimmten Krankheiten festzustellen ist. Demnach können durch die richtige und bewusste Ernährung diverse Krankheiten gelindert und vorgebeugt werden. Besonders lassen die Bestandteile ungesunder Lebensmittel Krankheiten entstehen. Diese Krankheiten können wiederum andere schwerwiegendere Krankheiten entstehen lassen. Somit ist ein übermäßiges Übergewicht, also Adipositas, ein Grund für eine niedrigere Lebenserwartung. Auch wird bei Adipositas von einer äußerst zucker- und fettlastigen Ernährung ausgegangen, was wiederum ein höheres Risiko für verstopfte Arterien darstellt.

Verstopfe Arterien sind durch Ablagerungen gekennzeichnet und können demnach zu Bluthochdruck, einem Schlaganfall und zu koronaren Herzkrankheiten führen.

Das überspitze Achten auf gesunde Ernährung kann unglücklicherweise zu einem gezügelten Ernährungsverhalten führen. Dieses gezügelte Essverhalten endet häufig in einer Essstörung und kann somit eine Körperschemastörung entstehen lassen. Von diesen Krankheiten sind insbesondere junge Frauen betroffen. Grund für solch eine Essstörung ist besonders die Tatsache, dass sich junge Frauen äußerst viele Gedanken um ihren Körper und ihr Körpergewicht machen. Vor allem in westlicheren Ländern, wird in den Sozialen Medien ein bestimmtes Schönheitsideal vermittelt, woran sich junge Frauen orientieren. Im Anschluss daran beginnen sie mit diversen Diäten und vermeiden bestimmtes vermeintlich dickmachendes Essen oder verfallen in Essattacken und wissen diese nicht zu kontrollieren. Bei der Bulimia nervosa würde zusätzlich noch herbeigeführtes Erbrechen erzielt werden.

Schlussendlich lässt sich also beantworten, dass eine gesunde Ernährung fraglos mit bestimmten Krankheiten in Verbindung steht und gezügeltes Ernährungsverhalten bei Jugendlichen die häufigste Ursache für Essstörungen darstellt, diese dennoch gleichfalls mit äußeren Faktoren, wie Schönheitsidealen, zusammenhängen kann.

Literaturverzeichnis

American Cancer Society | Information and Resources about for Cancer: Breast, Colon, Lung, Prostate, Skin (2023). Online verfügbar unter https://www.cancer.org/, zuletzt aktualisiert am 25.02.2023, zuletzt geprüft am 25.02.2023.

American Heart Association (2021): home - deutsch - heart. Online verfügbar unter https://international.heart.org/de/home-deutsch/, zuletzt aktualisiert am 02.11.2021, zuletzt geprüft am 25.02.2023.

Deutsche Apotheker Zeitung (2001): American Heart Association: Essen für ein geringes Schlaganfallrisiko. DAZ.online. Online verfügbar unter https://www.deutsche-apotheker-zeitung.de/daz-az/2001/daz-7-2001/uid-256, zuletzt aktualisiert am 21.08.2019, zuletzt geprüft am 25.02.2023.

Deutsche Gesellschaft für Ernährung e. V. DGE (2023): 10 Regeln der DGE. Online verfügbar unter https://www.dge.de/ernaehrungspraxis/vollwertige-ernaehrung/10-regeln-der-dge/, zuletzt aktualisiert am 25.02.2023, zuletzt geprüft am 25.02.2023.

Dewitt, Tanja (2021): Selbstregulationsstrategien und Gesundheitsverhalten. Konzeption, Evaluation und Wirkbedingungen einer ernährungsbezogenen Intervention. 1st ed. 2021. Wiesbaden: Springer Fachmedien Wiesbaden; Imprint Springer (Springer eBook Collection).

Diedrichsen, Iwer (1990): Ernährungspsychologie. Berlin, Heidelberg: Springer.

Diedrichsen, Iwer (Hg.) (1995): Humanernährung. Ein interdisziplinäres Lehrbuch. Darmstadt: Steinkopff.

Faltermaier, Toni (2017): Gesundheitspsychologie. 2., überarbeitete und erweiterte Auflage. Hg. v. Bernd Leplow und Maria von Salisch. Stuttgart: Verlag W. Kohlhammer (Kohlhammer Kenntnis und Können, Band 21).

Gerhards, Jürgen; Rössel, Jörg (2007): Das Ernährungsverhalten Jugendlicher im Kontext ihrer Lebensstile. Eine empirische Studie. 4. Aufl. Köln: Bundeszentrale für Gesundheitliche Aufklärung (Forschung und Praxis der Gesundheitsförderung, 20).

Healthy Lifestyle (2015). In: *US Department of Health and Human Services*, 27.02.2015. Online verfügbar unter https://www.hhs.gov/programs/prevention-and-wellness/healthy-lifestyle/index.html, zuletzt geprüft am 13.03.2023.

Hoek, Hans Wijbrand; van Hoeken, Daphne (2003): Review of the prevalence and incidence of eating disorders. In: *The International journal of eating disorders* 34 (4), S. 383–396. DOI: 10.1002/eat.10222.

Klotter, Christoph (2015): Fragmente einer Sprache des Essens. Ein Rundgang durch eine essgestörte Gesellschaft. Wiesbaden: Springer VS.

Lichtenstein, Alice H.; Appel, Lawrence J.; Vadiveloo, Maya; Hu, Frank B.; Kris-Etherton, Penny M.; Rebholz, Casey M. et al. (2021): 2021 Dietary Guidance to Improve Cardiovascular Health: A Scientific Statement From the American Heart Association. In: *Circulation* 144 (23), e472-e487. DOI: 10.1161/CIR.0000000000001031.

Pietrowsky, Reinhard (2006): Ernährung. In: Babette Renneberg (Hg.): Gesundheitspsychologie. Mit 21 Tabellen. Heidelberg: Springer Medizin-Verl. (Springer-Lehrbuch Bachelor/Master), S. 173–194.

Pudel, Volker; Westenhöfer, Joachim (2003): Ernährungspsychologie. Eine Einführung. 3., unveränd. Aufl. Göttingen, Bern: Hogrefe.

Rabast, Udo (2022): Gesunde Ernährung, gesunder Lebensstil. Was schadet uns, was tut uns gut? 3rd ed. 2022. Berlin, Heidelberg: Springer Berlin Heidelberg; Imprint Springer.

Richter, Matthias (2005): Gesundheit und Gesundheitsverhalten im Jugendalter. Der Einfluss sozialer Ungleichheit. 1. Aufl. Wiesbaden: VS-Verlag für Sozialwissenschaften. Online verfügbar unter http://www.socialnet.de/rezensionen/isbn.php?isbn=978-3-531-14528-0.

Robert Koch-Institut (2004): Gesundheit von Kindern und Jugendlichen. Unter Mitarbeit von Kerstin Horch. Berlin: Robert Koch-Inst (Schwerpunktbericht der Gesundheitsberichterstattung des Bundes).

Wikipedia (Hg.) (2021): American Heart Association. Online verfügbar unter https://de.wikipedia.org/w/index.php?title=American_Heart_Association&oldid=2172 87532, zuletzt aktualisiert am 15.11.2021, zuletzt geprüft am 25.02.2023.

BEI GRIN MACHT SICH IHR WISSEN BEZAHLT

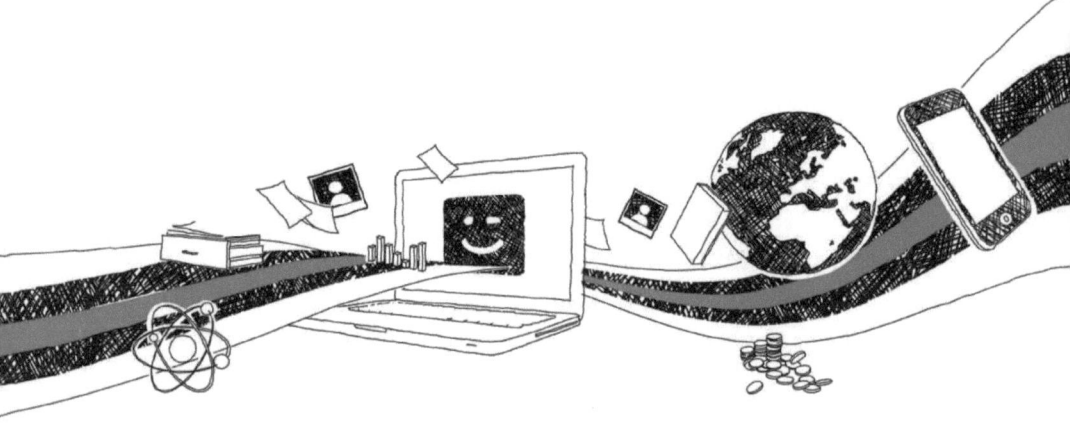

- Wir veröffentlichen Ihre Hausarbeit,
  Bachelor- und Masterarbeit

- Ihr eigenes eBook und Buch -
  weltweit in allen wichtigen Shops

- Verdienen Sie an jedem Verkauf

Jetzt bei www.GRIN.com hochladen und kostenlos publizieren

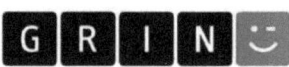